Houda Boukhrissa

Aspectos clínicos, diagnósticos e terapêuticos da hepatite viral E

Houda Boukhrissa

Aspectos clínicos, diagnósticos e terapêuticos da hepatite viral E

ScienciaScripts

Imprint

Any brand names and product names mentioned in this book are subject to trademark, brand or patent protection and are trademarks or registered trademarks of their respective holders. The use of brand names, product names, common names, trade names, product descriptions etc. even without a particular marking in this work is in no way to be construed to mean that such names may be regarded as unrestricted in respect of trademark and brand protection legislation and could thus be used by anyone.

Cover image: www.ingimage.com

This book is a translation from the original published under ISBN 978-620-6-71222-0.

Publisher:
Sciencia Scripts
is a trademark of
Dodo Books Indian Ocean Ltd. and OmniScriptum S.R.L publishing group

120 High Road, East Finchley, London, N2 9ED, United Kingdom
Str. Armeneasca 28/1, office 1, Chisinau MD-2012, Republic of Moldova, Europe
Printed at: see last page
ISBN: 978-620-7-71463-6

Hepatite viral E

Aspectos clínicos, diagnósticos e terapêuticos

Índice

I. INTRODUÇÃO

O vírus da hepatite E (VHE) é uma das principais causas de hepatite viral aguda em todo o mundo [1]. Pertencente à família Hepeviridae, este vírus de ARN de cadeia simples é transmitido principalmente pela via fecal-oral, o que o torna uma grande preocupação de saúde em regiões onde o saneamento é deficiente e o acesso à água potável é limitado [2]. A infeção é endémica em muitos países em desenvolvimento da Ásia, África e América Central, com uma estimativa de 20 milhões de casos por ano [3]. Embora menos frequentes, os casos esporádicos ligados a viagens a áreas endémicas ou à ingestão de alimentos contaminados são regularmente notificados em países industrializados [4]. Existem atualmente oito genótipos de VHE, dos quais o 1 e o 2 são agentes patogénicos estritamente humanos, enquanto o 3 e o 4 são de natureza zoonótica, encontrando os seus reservatórios em várias espécies animais, como os suínos domésticos e selvagens e os veados [5]. Embora a transmissão entre humanos através das vias fecal-oral e sanguínea, bem como a transmissão materno-fetal, tenha sido confirmada, os métodos de contaminação zoonótica continuam por especificar [6]. Na maioria dos casos, o VHE causa uma forma aguda da doença que se resolve espontaneamente, com uma rápida eliminação do vírus. No entanto, a doença pode evoluir para uma forma fulminante, com uma taxa de mortalidade entre 1% e 4% na população em geral. Esta forma grave é mais comum em mulheres grávidas e em pessoas com doença hepática crónica. Uma taxa de mortalidade particularmente elevada de 15-20% tem sido classicamente descrita em mulheres grávidas durante surtos epidémicos [7]. Dados recentes sugerem que a infeção aguda pode progredir para uma forma crónica em várias situações de imunocomprometimento (transplante de órgãos, malignidade hematológica e infeção pelo vírus da imunodeficiência humana), que pode ser complicada por cirrose, por vezes rapidamente progressiva [8]. Recentemente, foram

registadas manifestações extra-hepáticas, nomeadamente neurológicas [9].
A hepatite E é geralmente subdiagnosticada devido à falta de sensibilização
dos médicos em muitos países. Os grandes avanços nos testes serológicos
e moleculares significam que o diagnóstico pode ser feito de forma fiável
tanto em doentes imunocompetentes como em imunodeprimidos [10]. O
diagnóstico deve ser considerado no caso de qualquer citólise hepática
aguda inexplicada e baseia-se na deteção da imunoglobulina M (IgM) anti-
HEV. Uma vez que os testes serológicos são menos sensíveis em doentes
imunocomprometidos, é essencial testar o ARN do VHE no sangue ou nas
fezes [11].

O tratamento da hepatite E crónica com monoterapia de ribavirina provou
ser eficaz em doentes imunocomprometidos e é atualmente amplamente
recomendado. O seu benefício real nas formas agudas ainda não foi
estabelecido [12]. Em 2011, foi desenvolvida uma vacina eficaz e bem
tolerada, que está licenciada na China. Poderia ser interessante para as
populações de risco, em particular os doentes com cirrose estabelecida e os
viajantes para zonas endémicas [13,14].

II. EPIDEMIOLOGIA

O vírus da hepatite E (VHE) foi descoberto em 1983 durante um surto inexplicável de hepatite num campo militar soviético no Afeganistão [15]. Um membro da equipa de investigação ingeriu um extrato fecal contaminado de soldados infectados, o que permitiu que a microscopia eletrónica reconhecesse o novo vírus nas suas fezes [16].

A transmissão do VHE é principalmente fecal-oral, através da ingestão de água ou alimentos contaminados com fezes infectadas [15]. No entanto, são possíveis outras vias, como a transmissão sanguínea, nomeadamente através de transfusões ou durante procedimentos médicos [10]. Foram também notificadas a transmissão materno-fetal e a transmissão entre seres humanos através de contacto próximo [17].

Nos países em desenvolvimento, a propagação da hepatite E deve-se principalmente ao consumo de água contaminada durante inundações repentinas, enquanto nos países desenvolvidos, os casos esporádicos estão principalmente ligados ao consumo de produtos alimentares de origem animal contaminados [18]. Os genótipos 1 e 2 do VHE, responsáveis por epidemias em países pobres, são endémicos na Ásia, África, América Latina e Médio Oriente, com elevadas taxas de ataque em adultos jovens [19]. As regiões mais afectadas são o Sul e o Sudeste Asiático, a África Subsariana e partes da América Central. Os genótipos zoonóticos 3 e 4 predominam nos países desenvolvidos, onde a infeção suína é o principal reservatório. Embora esporádicos, estes casos são mais frequentes em idosos, doentes em hemodiálise e indivíduos imunocomprometidos [18]. Por último, foi recentemente observada a propagação zoonótica do genótipo 7 (Orthohepevirus C) por roedores, o que sugere um reservatório potencial ainda desconhecido [18].

III. FISIOPATOLOGIA

Os mecanismos envolvidos na patogenicidade do VHE estão mal caracterizados. Parece que os danos causados pelo vírus se devem mais a uma resposta imunitária citotóxica do que a um efeito citopatogénico direto do vírus. De facto, a viremia precede as manifestações bioquímicas e histopatológicas em vários dias, e não há provas de um efeito citopatogénico direto do vírus [20].

Vários factores têm sido implicados na patogénese, quer relacionados com o hospedeiro, como a gravidez, a doença hepática crónica e a imunossupressão, quer relacionados com o vírus. De acordo com observações epidemiológicas, clínicas e experimentais, os VHE 1 e 2 são mais virulentos do que os VHE 3 e 4, embora o VHE 4 pareça estar associado a manifestações mais graves do que o VHE 3 [21,22].

Existem ainda muito poucos estudos sobre a resposta imunitária anti-HEV.

1. Resposta imunitária na fase aguda da hepatite

1.1 Resposta imunitária inata

Durante a hepatite E aguda, foi demonstrado que o número de células natural killer (NK) e natural killer T (NKT) presentes no sangue periférico foi reduzido em comparação com o número observado em controlos saudáveis [23]. Pensa-se que a baixa resposta imunitária periférica observada esteja relacionada com a migração e o sequestro de células imunitárias no fígado. A interleucina (IL)-1 e a IL-2 apresentam concentrações séricas mais elevadas durante a fase inflamatória em doentes com hepatite E aguda, sugerindo o seu envolvimento na patogénese [20].

1.2 Resposta imunitária adaptativa

1.2.1 Resposta humoral

A resposta humoral anti-HEV é detetável desde o início dos sintomas. A IgM aparece no início da doença. A IgG é detectada pouco depois da IgM. O seu título aumenta durante a fase aguda e a convalescença. Os anticorpos segregados são dirigidos contra as proteínas codificadas pela ORF1, a proteína do capsídeo codificada pela ORF2 e a proteína codificada pela ORF3[20].

1.2.2 Resposta celular

O recrutamento hepático de linfócitos T CD8+ durante a hepatite E aguda foi observado em estudos de biopsias hepáticas de doentes infectados. A resposta imunitária mediada por células parece, portanto, ser essencial para a erradicação do vírus. Em pacientes imunocomprometidos, o comprometimento desta resposta T leva à persistência do VHE [24].

2. Resposta imunitária e gravidade da infeção pelo VHE

2.1 Hepatite fulminante

Na hepatite E fulminante, os níveis séricos de IgM e IgG anti-HEV são mais elevados do que os observados na hepatite E não complicada. No fígado, foi encontrada uma maior frequência de células T CD4 e de células T CD8. Nestes doentes foram também encontrados níveis baixos de secreção de IFN (interferão) e TNF (fator de necrose tumoral). Assim, uma resposta do tipo Th2 (T helpers) associada a baixos níveis de IFN parece favorecer o desenvolvimento de hepatite fulminante e a morte do doente [128]. O NF-KB é um fator de transcrição dimérico com vários papéis celulares, incluindo a regeneração do fígado. Um ratinho com falta do componente p65 do NF-BK apresentou uma apoptose generalizada do fígado. A mesma deficiência foi observada em mulheres grávidas que sofrem de formas fulminantes dos vírus das hepatites B, C e E. A ausência de NF-BK p65 é, por conseguinte, responsável por lesões hepáticas fulminantes [25].

2.2 O caso especial das mulheres grávidas

Foram avançadas várias hipóteses fisiopatológicas para explicar a gravidade da infeção no final da gravidez. Foi avançada uma hipótese imunológica, com um desequilíbrio na balança imunitária mediada por células Th1/Th2; um aumento da resposta Th2 e uma diminuição da Th1, não encontrada em mulheres não grávidas. Além disso, as variações dos níveis hormonais (aumento da progesterona, dos estrogénios e da gonadotropina humana crónica) promovem a apoptose dos linfócitos e a replicação viral [25]. Para além dos factores imunológicos, podem também estar envolvidos factores virológicos. Encontram-se cargas virais mais elevadas em mulheres grávidas com hepatite fulminante em comparação com mulheres grávidas com uma forma não complicada. Os vírus isolados pertencem todos ao HEV1, não tendo sido estudada a influência de outros genótipos [26]. Outros factores, como o estado nutricional e a deficiência de ácido fólico, podem afetar a resposta imunitária e aumentar o risco de infeção pelo VHE em mulheres grávidas [27]. Assim, uma combinação de factores imunológicos, hormonais e virológicos poderia explicar a gravidade da hepatite fulminante em mulheres grávidas em regiões endémicas. No entanto, as hipóteses acima referidas não explicam totalmente a ausência de hepatite fulminante em mulheres grávidas nos países industrializados. Estão a ser realizados mais estudos para compreender a variabilidade da gravidade da hepatite E aguda em diferentes regiões [25].

3. Mecanismos de persistência do VHE em doentes imunocomprometidos

3.1 Factores de acolhimento

Os dados disponíveis sugerem que o nível de imunossupressão desempenha um papel muito importante, mas a natureza das respostas imunes inatas ou adaptativas cuja alteração leva à cronicidade ainda não foi identificada. As respostas T CD4/T CD8 específicas anti-HEV e os anticorpos neutralizantes são objeto de vários estudos, assim como a existência de determinantes genéticos associados à persistência do HEV [28].

3.2 Factores virais

A evolução crónica tem sido quase exclusivamente causada pelo HEV 3 e 4. Até recentemente, foram descritas infecções persistentes devidas ao HEV 7. Podem existir diferenças de subtipos no HEV 3. A maioria dos casos de hepatite E crónica descritos até à data envolve os subtipos 3f e 3c. No entanto, isto pode simplesmente refletir a preponderância destes subtipos na Europa continental [29].

IV. ANATOMOPATOLOGIA

Existem poucos estudos histológicos na literatura. A maioria dos estudos publicados resulta de análises efectuadas durante as grandes epidemias de hepatite E nos países em desenvolvimento e são frequentemente análises post-mortem [30]. Podem ser observadas duas formas de hepatite aguda, conhecidas como clássica e colestática.

A forma clássica é a mais comum, com uma atividade necrótico-inflamatória geralmente marcada. A necrose dos hepatócitos é confluente ou focal, sob a forma de corpos acetobrancos isolados ou hepatócitos em balão, associada a inflamação polimorfa e linfocítica do tecido parenquimatoso portal e misto.

A forma colestática combina a proliferação colangiolar com um infiltrado inflamatório polimorfo dos espaços porta e dos lóbulos.

Estas duas formas também foram descritas em doentes com hepatite E de países não endémicos [31].

V. CLÍNICA

1. Formas agudas

A apresentação clínica da hepatite E aguda é semelhante à da hepatite aguda causada por outros vírus hepatotrópicos. Nas zonas endémicas, a hepatite E afecta principalmente adolescentes e adultos jovens. Nas zonas não endémicas, afecta principalmente adultos com mais de 50 anos, onde é frequentemente diagnosticada erradamente como hepatite autoimune ou induzida por medicamentos [32]. O espetro clínico é amplo, variando de formas ligeiras ou assintomáticas a formas fulminantes.

1.1 Forma itérica comum

Presente em 10-50% dos casos, apresenta-se como hepatite citolítica aguda com um desfecho favorável [10].

1.1.1. Período de incubação :

O período de incubação varia de 15 a 60 dias, com uma média de 40 dias. Esta aproximação baseia-se nos resultados da infeção em dois voluntários e em numerosas experiências em macacos *cinomolgos* [21].

1.1.2. Fase prodrómica :

Os sintomas mais comuns são do tipo gripal, com febre ou febrícula (58%), arrepios, cefaleias, astenia, anorexia, mialgias e dores articulares. Em metade dos casos, o doente queixa-se de problemas digestivos, frequentemente moderados, como dor epigástrica ou dor no hipocôndrio direito, vómitos e diarreia. Num pequeno número de doentes, desenvolve-se uma erupção cutânea de vários tipos, sob a forma de eritema maculopapular ou de urticária. Esta fase pré-itérica dura em média 3 a 7 dias; por vezes está ausente, por vezes é breve e pode por vezes persistir até duas semanas [32].

1.1.3 Fase de estado :

O início da fase itérica é marcado pelo aparecimento gradual de iterícia, que atinge o seu pico em quatro a oito dias e varia em intensidade de um doente para outro. A urina é escassa e escura. As fezes são normais ou descoloradas. Os sinais funcionais e gerais do período pré-ictal persistem durante uma ou duas semanas, diminuindo depois gradualmente. A astenia é acompanhada por vários sinais clínicos digestivos, como náuseas, vómitos, dores abdominais e anorexia. Alguns doentes apresentam também hipertermia, geralmente moderada. Por último, alguns estudos referem sintomas mais atípicos, como diarreia, prurido e artralgia. Por vezes, são encontrados sintomas neurológicos, como encefalite ou síndroma de Guillain-Barré [33]. Nesta fase, o exame físico pode ser normal ou pode revelar pequenas linfadenopatias (particularmente na região cervical posterior). Em cerca de metade dos doentes, o fígado está ligeiramente aumentado e frequentemente sensível à palpação. A iterícia diminui gradualmente. A duração média é de 2 a 6 semanas [32].

1.1.4 Evolução :

A evolução desta doença é geralmente benigna e, em geral, recupera espontaneamente e sem sequelas ao fim de 2 a 4 semanas. A iterícia diminui progressivamente, a astenia desaparece geralmente pouco a pouco com a iterícia, as fezes recuperam a cor e o apetite regressa progressivamente. No entanto, o mal-estar, o cansaço e a fadiga podem persistir durante mais tempo. Em todos os casos, a recuperação clínica e bioquímica ocorre geralmente em menos de seis meses [34].

1.2 Formas anictéricas e assintomáticas

Cerca de metade dos casos são assintomáticos ou pauci-sintomáticos. Os sintomas clínicos, em particular a astenia e as artralgias, são idênticos aos da forma itérica, com exceção da iterícia. As anomalias bioquímicas, em particular o aumento das transaminases, são idênticas, com a exceção óbvia da hiperbilirrubinemia [35].

1.3 Reativação, reinfeção e recaída

A reativação do VHE foi sugerida com base em dois casos clínicos. No primeiro caso, a viremia reapareceu 14 semanas após o aloenxerto num doente com leucemia linfocítica aguda. No segundo caso, a viremia reapareceu sete semanas após o transplante alogénico num doente com leucemia mieloide aguda. No entanto, estes dois estudos não mencionam se o vírus ainda era detetável nas fezes na altura da aparente recuperação. Não foi observada qualquer reativação em doentes que tinham recebido transplantes de células estaminais ou em doentes com transplantes de órgãos sólidos [36].

As re-infecções parecem ser frequentes e podem levar ao desenvolvimento de uma nova infeção. As recaídas são excepcionais [22].

1.4 Formas colestáticas

A forma colestática pode ocorrer secundariamente a uma forma comum, com colestase intensa, iterícia escura e prurido intenso. Biologicamente, predomina a colestase, com elevação significativa das fosfatases alcalinas, podendo mesmo a citólise ter desaparecido, levantando possíveis problemas de diagnóstico de colestase extra-hepática. A progressão é geralmente lenta, demorando 3 a 4 meses, mas a recuperação é geralmente completa [37].

1.5 Formas fulminantes

Esta é a forma mais grave. Em 1 a 2% dos casos, a forma aguda é complicada por uma forma fulminante com insuficiência hepatocelular aguda (IHA), levando à destruição maciça do parênquima hepático com necrose dos hepatócitos e atrofia hepática [30]. Neste caso, o prognóstico vital do doente está em causa, uma vez que não existe tratamento específico, sendo o transplante hepático muitas vezes a única solução. A taxa de incidência de formas fulminantes é consideravelmente mais elevada em mulheres grávidas durante o terceiro trimestre, atingindo 20%. A taxa de mortalidade é superior a 20% [38]. Nos países industrializados, a hepatite fulminante não foi observada em mulheres grávidas, mas ocorre com uma frequência elevada (cerca de 10%) em pessoas com doença hepática subjacente. Os casos de hepatite E fulminante em mulheres grávidas em áreas não endémicas ocorreram após uma estadia numa área endémica [39]. Clinicamente, o quadro caracteriza-se por iterícia cada vez mais intensa, deterioração da função hepática (em particular da síntese dos factores de coagulação), encefalopatia e, finalmente, coma e falência multivisceral [32].

1.6 Situações especiais

1.6.1 Hepatite E e doença hepática crónica

O VHE é um fator de agravamento da doença hepática crónica. Vários artigos descreveram uma exacerbação da doença hepática pré-existente em caso de superinfeção pelo VHE, quer a doença primária se deva ao álcool ou a outro vírus com tropismo hepático (VHB, VHC)[40]. Este agravamento caracteriza-se, na maioria das vezes, por um aumento muito acentuado dos parâmetros de citólise hepática e, por vezes, até por uma descompensação grave manifestada por ascite e encefalopatia hepática mais ou menos pronunciada[32]. Na ausência de transplante hepático, a evolução é desfavorável, com uma taxa de mortalidade de 70% em doentes infectados com HEV1[41]. A histologia hepática é inconclusiva em doentes com cirrose subjacente, e o tratamento à base de ribavirina pode, em alguns casos, evitar a necessidade de um transplante hepático [22].

1.6.2 Hepatite E e gravidez

A maioria dos dados sobre manifestações clínicas em mulheres grávidas foi registada na Ásia, principalmente na Índia, e em África, onde a maioria dos casos de hepatite viral descritos em mulheres grávidas está associada ao VHE (60% dos casos)[42]. Estudos epidemiológicos anteriores realizados na ausência de instrumentos serológicos e virológicos específicos revelaram uma maior frequência e gravidade da hepatite entérica por NANB em mulheres grávidas. Desde então, novos estudos serológicos confirmaram uma taxa de incidência de 20% e uma taxa de letalidade entre 20 e 40% quando a infeção ocorre durante o terceiro trimestre de gravidez [38]. Inicialmente, as características clínicas não diferem das de mulheres não grávidas. No entanto, após um curto período de tempo, estas manifestações clínicas podem evoluir para HAI com coagulação intravascular disseminada, encefalopatia e edema cerebral. A taxa de ocorrência destas complicações pode atingir 70% em mulheres infectadas pelo VHE1. Além disso, estudos observacionais demonstraram que, entre as mulheres grávidas, o VHE tem uma taxa mais elevada de IACS fatal do que outros agentes de hepatite viral conhecidos[32]. A mortalidade fetal e/ou materna depende da carga viral e da gravidade dos sintomas. Estima-se que a infeção pelo VHE possa ser responsável por entre 2 400 e 3 000 mortes à nascença todos os anos, para além das mortes fetais associadas à mortalidade materna. O parto prematuro, o baixo peso à nascença e a morte do recém-nascido são observados em 25% a 56% dos casos[42]. Surpreendentemente, esta situação é diferente no Egipto, onde a infeção pelo VHE em mulheres grávidas não está associada a uma elevada mortalidade. Alguns autores sugerem uma menor virulência do genótipo 1 sob o predomínio do tipo 3 [43]. A hepatite E em mulheres grávidas é muito rara nos países desenvolvidos, onde o curso da doença é quase desconhecido devido ao pequeno número de casos. Nos últimos anos, foram registados casos autóctones esporádicos causados pelo HEV3 e HEV4. Foi realizado um estudo em França para avaliar a prevalência da infeção durante a gravidez. Das 315 mulheres grávidas que participaram, a prevalência do VHE foi de 7,74%. Não se registaram mortes, o que sugere uma menor virulência do genótipo em causa[25].

2. Formas crónicas

A infeção pelo VHE costumava ser considerada de natureza estritamente aguda, mas uma progressão para a cronicidade, definida pela persistência da viremia durante mais de seis meses, foi recentemente demonstrada em várias situações de imunossupressão: transplante de órgãos sólidos, incluindo em crianças [44], doenças hematológicas [45] e infeção pelo VIH [46]. O primeiro caso descrito foi o de um doente com linfoma tratado com quimioterapia e um aloenxerto de medula óssea [45], no qual a excreção fecal do vírus persistiu durante 10 meses. Desde então, foram notificados vários outros casos em França e no Japão [8]. A infeção aguda que precede a fase crónica é frequentemente ligeira ou assintomática, dominada por astenia isolada. É frequentemente descoberta quando ocorre uma hipertransaminasemia moderada e flutuante [11]. O diagnóstico é feito quando o ARN do VHE é detectado durante mais de 6 meses, associado ou não à presença de IgG e IgM anti-VEH (um defeito frequente na seroconversão). A pesquisa de ARN do VHE no sangue e nas fezes deve, portanto, ser realizada sistematicamente se houver suspeita de hepatite E crónica, incluindo quando os níveis de transaminases são subnormais e flutuantes, mesmo na ausência de IgG e IgM anti-HEV[11]. A doença pode evoluir para fibrose. O início da cirrose é por vezes rápido e pode exigir um novo transplante de fígado em doentes previamente transplantados [44]. Até à data, só foram comunicados dois casos de hepatite E crónica em indivíduos imunocompetentes[47,48].

2.1 Doentes transplantados

Os doentes transplantados, nomeadamente os doentes transplantados renais e hepáticos, são o principal grupo de risco. A hepatite E aguda torna-se crónica em quase dois terços destes doentes. Os factores de risco para a cronicidade são um curto período de tempo entre o transplante e a infeção pelo VHE, níveis baixos de plaquetas e linfócitos, particularmente CD2,

CD3 e CD4, e a prescrição de tracrolimus como imunossupressor (vs ciclosporina) [28]. Foi descrita uma cirrose rapidamente progressiva num período de 12 a 36 meses. A pontuação da fibrose entre duas biópsias efectuadas com uma média de dois anos de intervalo aumentou significativamente uma unidade Metavir (de 1 para 2). Isto compara-se com 0,09 ± 0,03 unidades Metavir/ano em receptores de transplante renal infectados com HCV. Estes dados sugerem que a infeção pelo VHE em receptores de transplante renal pode ser mais grave do que a infeção pelo VHC [44].

2.2 Doenças hematológicas

O desenvolvimento de uma infeção crónica pelo VHE foi descrito em vários doentes com linfoma. Os efeitos combinados da hemopatia e do tratamento (altas doses de corticosteróides, rituximab) são provavelmente responsáveis por este desenvolvimento. Quando foram efectuadas biópsias hepáticas, as lesões histológicas eram moderadas ou graves com uma pontuação Metavir de A3F3 [45]. A infeção crónica pelo VHE foi recentemente descrita num doente com leucemia de células pilosas que não necessitou de tratamento devido à progressão muito lenta da hemopatia.

2.2.3 Doentes infectados pelo VIH

Os dois primeiros casos de hepatite E crónica observados em doentes infectados pelo VIH foram descritos em 2009. Desde então, foram registados novos casos. A infeção é frequentemente assintomática e é descoberta quando há uma perturbação nos testes de função hepática ou em casos de linfopenia CD4. A progressão pode ser complicada pelo rápido aparecimento de cirrose. Uma investigação etiológica deve incluir um ensaio anti-HEV IgG e IgM e uma pesquisa do vírus no sangue e nas fezes, devido a um defeito ou atraso na seroconversão frequentemente encontrado nestes doentes. A eliminação natural do VHE pode ser alcançada após vários meses de tratamento antirretroviral eficaz, concomitantemente com a restauração imunitária [46].

3. Manifestações extra-hepáticas

Foram descritas manifestações extra-hepáticas durante infecções agudas ou crónicas pelo VHE.

3.1 Sintomas neurológicos

As manifestações mais frequentemente descritas (5,5% dos doentes com infeção aguda e crónica) incluem a síndrome de Guillain-Barré, meningoencefalite ou neurite. Foi descrita uma síndrome piramidal bilateral associada a neuropatia periférica num doente transplantado renal com hepatite E crónica. A análise das quasispecies virais no soro e no líquido cefalorraquidiano foi consistente com o aparecimento de variantes neurotrópicas [33]. Um grande estudo de caso-controlo confirmou que 5% dos doentes com síndrome de Guillain-Barré tinham hepatite E aguda [49].

3.2 Envolvimento do pâncreas

Foram registados vários casos de pancreatite. Os sintomas desenvolvem-se geralmente na segunda ou terceira semana após o início da iterícia e desaparecem espontaneamente. A pancreatite aguda só foi notificada em países endémicos para o VHE 1[50].

3.3 Manifestações hematológicas

A trombocitopenia e a anemia hemolítica foram descritas em países endémicos e não endémicos para o VHE. Foi também notificado um caso de púrpura de Henoch-Schonlein numa criança [51].

3.4 Doenças renais

Em doentes transplantados de órgãos sólidos, foi observada uma diminuição da taxa de filtração glomerular em casos de infeção pelo HEV3. Foram também registados alguns casos de glomerulonefrite membranar e crioglobulinemia [44].

3.5 Sintomas reumatológicos
Foram registados casos de poliartrite aguda que revelam hepatite E [52].

VI. DIAGNÓSTICO

1. Diagnóstico biológico não específico

1.1 Testes de função hepática

Deve suspeitar-se de hepatite aguda se houver um aumento significativo da atividade das transaminases séricas, principalmente da alanina aminotransferase (ALT), associada ou não a iterícia [53]. O aumento da ALT precede geralmente o início dos sintomas em cerca de 10 dias e atinge um pico no final da primeira semana clínica. O pico observado pode atingir valores muito elevados, até 4100 UI/L, mas é mais frequente rondar os 700-800 UI/L. Este pico é monofásico e coincide com o início da iterícia, como acontece na maioria das hepatites virais. Uma vez atingido o pico, os níveis séricos de transaminases e bilirrubina começam a baixar, voltando ao normal no prazo de 2 meses na maioria dos doentes [54]. Os níveis de fosfatase alcalina são normais ou moderadamente elevados (menos de 2 vezes o limite superior do normal), exceto nas formas colestáticas em que pode ser observada hiperfosfatasemia. A atividade da gama glutamil transpeptidase (yGT) está moderadamente elevada. O tempo de protrombina e os elementos do complexo de protrombina estão moderadamente perturbados nas formas comuns [54].

1.2 Análises ao sangue

Por vezes, observa-se leucopenia com neutropenia. Frequentemente, o ferro sérico está elevado; esta hipersideremia é atribuída à necrose dos hepatócitos, que libertam o ferro que contêm para o plasma [53].

2. Diagnóstico virológico

2.1 Diagnóstico indireto

O diagnóstico virológico indireto revela a resposta imunitária humoral, e os anticorpos anti-HEV procurados são habitualmente IgG e IgM. Estes são produzidos em alturas diferentes durante a infeção e podem ajudar a datar a contaminação (Figura 7).

A presença de IgM anti-HEV é o principal marcador de infeção aguda. Aparece, em média, 2 a 3 semanas antes dos primeiros sinais clínicos. A sua concentração sérica atinge um pico na altura do pico da ALT, ou seja, durante a iterícia. A IgM desaparece então gradualmente ao longo de um período de 2 semanas a 3 meses (por vezes 4 a 6 meses)[10].

A IgG aparece pouco depois da IgM, e é detectada no soro vários dias após o aparecimento da IgM. O seu título aumenta no final da fase clínica, depois tende a diminuir ligeiramente durante a convalescença e, normalmente, persiste durante vários anos. Em Caxemira, os investigadores efectuaram o acompanhamento serológico de 320 pessoas com hepatite E. 50% dos casos tinham IgG anti-HEV detetável 14 anos após a infeção. Noutro estudo de acompanhamento a curto prazo, os investigadores verificaram que 100% das pessoas mantinham IgG anti-HEV 3 anos mais tarde [36]. Em geral, a IgG diminui lentamente na maioria dos doentes ao longo do tempo, mas o título mínimo necessário para a proteção é desconhecido [55].

As técnicas utilizadas são: imunofluorescência, imunocromatografia e imunoenzimologia (ELISA e western blot). A existência de um único serótipo significa que as proteínas isoladas do VHE 1 e 2 podem ser utilizadas para testar anticorpos contra o VHE, independentemente do genótipo que causou a infeção [11].

• Técnicas de deteção de IgM: as técnicas de imunoensaio enzimático são as mais utilizadas. Estudos recentes demonstraram que os kits comerciais atualmente disponíveis têm uma sensibilidade muito boa (> 97% em doentes imunocompetentes > 85% em doentes imunocomprometidos) e uma especificidade muito boa (> %)[56].

Em indivíduos imunocompetentes, a falta de sensibilidade do anti-HEV IgM é mais frequentemente secundária a uma infeção precoce (viremia positiva com anticorpos negativos). A ausência de seroconversão é possível e foi estimada em 1 a 4% dos casos por ano na China [57]. Em doentes imunocomprometidos, o diagnóstico serológico pode ser incorreto, com seroconversão anti-HEV atrasada ou mesmo ausente. A imunodepressão adquirida inibe a ativação das células T (células NK, linfócitos T reguladores) e compromete a resposta anti-HEV [58]. Os falsos positivos estão geralmente ligados a reacções cruzadas na presença de soros hiperimunes (reação policlonal não específica ligada a uma infeção aguda de outra origem): infeção por CMV ou EBV [59].

• Técnica de deteção de IgG: podem ser utilizados vários ensaios de imunoabsorção enzimática (ELISA) para detetar anticorpos IgG, com diferentes graus de sensibilidade. Os estudos mostram que o kit Wantai é mais sensível devido ao seu limite de deteção mais baixo para os anticorpos IgG (0,25 unidades OMS/L em comparação com 2,5 unidades OMS/L para os outros)[60].

A deteção de IgG anti-HEV por si só não confirma a natureza recente da infeção viral, mas indica o contacto com o vírus. Em teoria, a positividade IgM-IgG associada encontrada após um exame inicial que mostra apenas positividade IgM anti-HEV isolada é fortemente a favor da hepatite E aguda [11].

• O teste de avidez IgG anti-HEV mede a força de ligação dos anticorpos antigénio IgG (Ag-Ac), permitindo distinguir uma infeção recente (baixa força de ligação Ag-Ac) de uma infeção antiga.

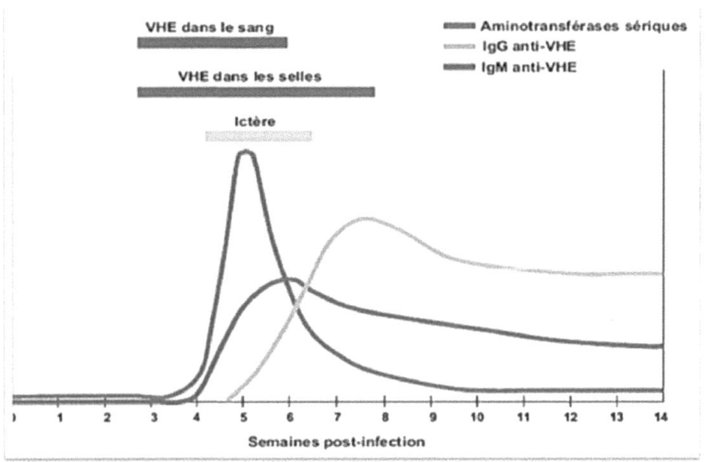

Figura 7: Alterações nos parâmetros biológicos durante a infeção pelo VHE [36].

2.2 Diagnóstico direto

A infeção experimental mostrou que o ARN viral é detectado no soro por volta do 22.º dia pós-inoculação, persiste durante a fase pré-ictal e depois diminui durante a fase itérica, desaparecendo na altura do pico da ALT [54]. Numa infeção natural, a viremia relativamente breve (quatro semanas) ocorre principalmente durante a fase prodrómica e desaparece com o início dos sintomas, mas este padrão não é sistemático. Alguns estudos registaram uma viremia prolongada de 4 a 16 semanas [61].

O diagnóstico direto baseia-se em

- RT-PCR convencional ou em tempo real, que consiste na amplificação de parte do genoma do VHE. As amostras são o soro ou o sobrenadante da lavagem de fezes ou o tecido hepático e a bílis [62]. Dada a heterogeneidade genotípica do VHE, esta amplificação é realizada nas regiões genómicas mais conservadas da ORF 1, 2 ou 3, a fim de garantir a melhor sensibilidade de diagnóstico [36].

• sequenciação e, por conseguinte, genotipagem de estirpes para uma abordagem de epidemiologia molecular.

• A cultura in vitro do vírus em linhas celulares está restringida a laboratórios especializados devido à sua viabilidade limitada. Teste de antigénios virais utilizando uma técnica que detecta as proteínas do capsídeo do VHE 1 e 4 [39].

As principais limitações da deteção do vírus são uma janela de deteção estreita e a excreção intermitente [63]. Por outro lado, a biologia molecular pode ser utilizada para diagnosticar casos raros de hepatite E serologicamente silenciosa em doentes imunocompetentes ou imunocomprometidos [39]. Em doentes imunocomprometidos, o teste de ARN do VHE é necessário em três situações: citólise sem deteção de IgM anti-VEH, para determinar o risco de progressão para infeção crónica e para monitorizar a eficácia de qualquer tratamento [64].

Na prática, nas zonas endémicas, o diagnóstico deve ser feito na presença de qualquer hepatite aguda citolítica não-A, não-B, não-C. Estas zonas correspondem aos países em desenvolvimento, onde os testes serológicos são menos dispendiosos do que as técnicas de biologia molecular e, por conseguinte, mais acessíveis[65]. Estas zonas correspondem aos países em desenvolvimento, onde os testes serológicos são muito menos dispendiosos do que as técnicas de biologia molecular e, por conseguinte, mais acessíveis[65]. Nos países industrializados, o diagnóstico era tradicionalmente orientado pela apresentação clínica, pelo contexto epidémico ou por uma história recente de estadia numa zona endémica. Atualmente, deve ser considerado na presença de qualquer hepatite aguda de origem inexplicada, mesmo que não haja provas de viagens endémicas. Em doentes imunocompetentes, o diagnóstico da hepatite E aguda é geralmente feito através da deteção de IgM anti-HEV. Uma vez que os testes serológicos são menos sensíveis em doentes imunocomprometidos, é essencial testar o ARN viral no plasma ou nas fezes [65].

VII. TRATAMENTO

1. Tratamento curativo

1.1 Medidas não específicas

1.1.1 Formas agudas comuns

O curso da hepatite E aguda em doentes imunocompetentes é autolimitado na maioria dos casos e o tratamento é apenas sintomático, sendo o internamento hospitalar indicado apenas para doentes incapazes de se alimentar por via oral. Não é necessário um repouso rigoroso nem uma dieta especial. Devem ser evitados quaisquer factores hepatotóxicos adicionais, em particular o paracetamol, os corticosteróides e as estroprogestinas [34].

As plantas medicinais são frequentemente utilizadas para aliviar a iterícia, nomeadamente nos países em desenvolvimento onde o acesso a cuidados médicos qualificados é limitado. Estes tratamentos não são geralmente eficazes e podem mesmo agravar a evolução da doença [66].

1.1.2 Formas fulminantes

Os doentes com uma forma grave devem ser tratados numa unidade de cuidados intensivos. Pode ser iniciado um tratamento com N-acetilcisteína (um precursor do glutatião), especialmente se tiver sido tomado paracetamol, o que não é invulgar durante a fase prodrómica, tendo em conta os resultados favoráveis deste tratamento na sobrevivência sem transplante na hepatite aguda grave não relacionada com o paracetamol.

O regime mais comummente utilizado consiste numa dose de carga de 150 mg/kg durante 1 hora, seguida de uma infusão de manutenção de 12,5 mg/kg/h durante 4 horas e depois 6,25 mg/kg/h até se obter uma melhoria clínica e biológica. A sobrevivência espontânea sem transplante aumentou de 30% para 52% [67].

A utilização do transplante hepático transformou o prognóstico da HAI e deve ser discutido caso a caso. Na literatura, foi proposto um grande número de critérios de prognóstico, utilizados isoladamente ou em combinação. Historicamente, os critérios de Clichy e depois os critérios do Kings College ainda são usados hoje para prever a necessidade de transplante [68]. O objetivo da reanimação é proporcionar uma gestão sintomática das várias falências orgânicas associadas, de modo a conseguir uma recuperação espontânea da função hepática ou levar o doente ao transplante nas melhores condições possíveis.

Nas mulheres grávidas, o efeito da extração fetal no curso da infeção materna não foi suficientemente estudado [25].

Os indivíduos imunocompetentes eliminam espontaneamente o vírus sem necessidade de tratamento antiviral. No entanto, alguns autores relataram a utilização de ribavirina em formas fulminantes agudas da doença ou em indivíduos em risco de descompensação por doença hepática subjacente. Na ausência de um braço de controlo, não é possível estabelecer o benefício real deste composto nestas formas graves [69].

1.2 Tratamento antiviral
Nenhum tratamento antiviral foi avaliado num ensaio controlado. O INF alfa e a ribavirina são os dois tratamentos antivirais prescritos com sucesso para doentes imunocomprometidos com hepatite E crónica.

1.2.1 Hepatite crónica

- Em doentes transplantados de órgãos sólidos

- A redução da imunossupressão através do tratamento dos linfócitos T é a primeira linha de tratamento, eliminando o vírus num terço dos doentes [44].

- INF peguilado: Foi utilizado com êxito em doentes transplantados de fígado que permaneceram virémicos apesar da redução da imunossupressão, resultando numa resposta virológica sustentada (RVS) definida como viremia indetetável pelo menos 6 meses após a interrupção do tratamento antivírico. Não pode ser utilizado em doentes submetidos a transplante cardíaco, pulmonar ou renal devido à toxicidade para a medula óssea que conduz à tricitopenia e ao risco de rejeição aguda [70].

- Ribavirina: eficaz como agente único. Num estudo multicêntrico francês, 59 doentes transplantados de órgãos sólidos infectados com VHE foram tratados com ribavirina. A RVS foi observada em 78% dos doentes. A RVS foi de 74% nos doentes tratados durante 3 meses ou menos e de 85% nos doentes tratados durante mais de 3 meses. A dose recomendada é de 12 mg/kg por dia, ou 600 a 800 mg por dia durante 3 a 6 meses. O mecanismo de ação é ainda desconhecido. Foi sugerido que o composto inibe a replicação do VHE através da depleção do pool de trifosfato de guanosina (GTP) [71].

Não existe resistência genotípica à ribavirina, mas foi recentemente identificada uma mutação que aumenta a capacidade replicativa do vírus. Esta mutação é anterior ao tratamento e está associada a cargas virais mais elevadas, mas não tem qualquer impacto na RVS. Dada a sua administração oral, a boa tolerabilidade e a elevada eficácia, a ribavirina, administrada como agente único, parece ser o medicamento de eleição para o tratamento da hepatite E crónica. O controlo virológico após três meses de tratamento mostra que o vírus foi erradicado. Pode ocorrer uma recaída quando o tratamento é interrompido ou quando as doses são reduzidas em resposta ao aparecimento de anemia grave [12].

- O sofosbuvir, um análogo de nucleótido ativo na polimerase do ARN do VHC, demonstrou atividade anti-VEH *in vitro* e poderia, por conseguinte, ser uma alternativa à ribavirina, dado o seu perfil de segurança favorável em doentes transplantados [72].

- Novos medicamentos antivirais activos contra a replicação do VHE, como o sal de zinco e o análogo de nucleósido 2-C-metilcitidina (2CMC) e os inibidores da calcineurina, são terapias promissoras para o futuro [73].

• **Em doentes infectados com VIH**

4O tratamento antirretroviral que leva a um aumento da CD pode permitir que o VHE seja eliminado sem tratamento específico. Foram utilizados com êxito regimes de tratamento semelhantes aos utilizados em doentes transplantados de órgãos sólidos [46].

• **Em doentes com doenças hematológicas**

O INF peguilado isolado durante 3 meses ou a ribavirina isolada durante 3 meses foram utilizados com êxito no tratamento de infecções crónicas pelo VHE [45].

1.2.2 Hepatite aguda

Em doentes com doença hepática subjacente e uma forma aguda grave (redução do nível de protrombina, insuficiência renal), a utilização de ribavirina levou a uma rápida melhoria dos sintomas. Noutros doentes imunocompetentes sem doença hepática subjacente, mas com infeção aguda grave pelo VHE 1 ou 3, a ribavirina foi utilizada com êxito. No entanto, só foram comunicados casos clínicos isolados e não existem estudos que comparem a cinética da redução da virémia e o resultado dos doentes com ou sem tratamento antivírico [69].

1.2.3 Mulheres grávidas

Atualmente, não existe nenhum tratamento estabelecido para a hepatite E durante a gravidez. De facto, os únicos tratamentos utilizados para promover a eliminação do vírus, a ribavirina com ou sem INF peguilado, estão contra-indicados durante a gravidez. A modulação do sistema hormonal é outro tratamento que está a ser investigado [25,69].

1.2.4 Manifestações extra-hepáticas

Casos de Guillain-Barré, miosite e glomerulopatias membranoproliferativas ou extra-membranosas têm sido tratados com sucesso, quer com interferão, quer com ribavirina. Atualmente, apesar da ausência de grandes séries, o tratamento com ribavirina é proposto em casos de manifestações extra-hepáticas associadas ao VHE, quer estas manifestações sejam observadas na fase aguda ou crónica da infeção [70].

2. Tratamento preventivo

A elevada endemicidade do VHE nos países em desenvolvimento e a potencial gravidade da doença nas mulheres grávidas justificam uma prevenção ativa.

2.1 Medidas colectivas

Nos países em desenvolvimento, a prevenção baseia-se principalmente na disponibilidade de água potável e na melhoria do tratamento das águas residuais, **com o** objetivo de reduzir o número e a dimensão das epidemias e dos casos isolados. Nos países desenvolvidos, os recursos hídricos são geralmente de boa qualidade [74].

2.1.1 Produção de água potável

A escolha do tratamento da água potável depende do nível de poluição do recurso. A simples cloração é suficiente para as águas subterrâneas, ao passo que um tratamento mais completo (tratamento físico-químico avançado e refinação) é necessário para as águas mais poluídas. O cloro livre é o desinfetante mais comum, o mais fácil de utilizar e o mais barato. Inativa quase 100% das enterobactérias e dos vírus [74].

2.1.2 Tratamento de águas residuais

O tratamento das águas residuais é o primeiro elo na luta contra a poluição viral das águas. O tratamento efectua-se em três fases principais. A fase primária consiste na eliminação mecânica das matérias grosseiras que sedimentam. Na fase secundária, a matéria orgânica é removida ou destruída biologicamente (redução viral de 1 ou 2 unidades logarítmicas). A fase terciária é utilizada para proteger as zonas de interesse particular (balneares, conquilícolas, etc.) ou as estações de captação. As águas residuais podem, portanto, ser submetidas a vários tratamentos de desinfeção (cloração, NH2Cl ou UV, ou processos de filtração), durante os quais o abatimento viral é significativo (4 unidades log) [74].

2.2 Medidas individuais
A prevenção individual baseia-se no cumprimento rigoroso de regras de higiene não específicas para combater o perigo orofaecal.

2.3 Imunoprofilaxia
Há pouca informação disponível sobre a administração de imunoglobulinas, mas os poucos estudos existentes sugerem que a imunoprofilaxia não tem sido bem sucedida na prevenção da infeção, mas apenas no alívio dos sintomas da hepatite [10,76].

2.4 Vacinação
A vacinação é uma medida profiláctica individual e colectiva quando utilizada em grande escala, reduzindo o reservatório e a quantidade de vírus libertados no ambiente. Durante as grandes epidemias, as intervenções sanitárias e o saneamento básico não são suficientes para travar rapidamente o aparecimento de novas infecções. Foram envidados muitos esforços para desenvolver uma vacina contra o VHE [21]. Contudo, devido à dificuldade de cultivar o vírus, a produção de uma vacina viva atenuada ou de uma vacina inactivada era impossível, daí a utilização de antigénios recombinantes do VHE [12].

Pelo menos 11 vacinas experimentais foram avaliadas em primatas não humanos. Duas vacinas recombinantes contra o VHE demonstraram eficácia a curto prazo[69].

- Uma vacina contra a proteína recombinante HEV 1 (rHEV) tinha sido testada em voluntários do exército nepalês. Todos os voluntários que receberam a vacina desenvolveram anticorpos anti-HEV a um nível superior a 20 Ul/ml um mês após a terceira dose, mas esta imunidade foi mantida em apenas 56,3% deles até ao final do estudo (804 dias) [77].

Uma outra vacina denominada HEV 239 (Hecolin®) constitui um grande passo em frente na prevenção da hepatite E nos países em desenvolvimento. Trata-se de um péptido recombinante da região ORF 2 de uma estirpe de HEV 1[78].

É a única vacina atualmente licenciada e está registada na China desde 2011. No entanto, ainda não foi aprovada noutros países [14]. O esquema adotado envolve três doses: 0, 1 e 6 meses em indivíduos com idades compreendidas entre 16 e 65 anos. A vacina é mais de 90% eficaz durante 1 ano após uma dose e durante 4,5 anos após três doses. É também bem tolerada pelas mulheres grávidas, não tendo sido notificados quaisquer efeitos adversos importantes ou efeitos teratogénicos no feto [79]. Embora se baseie no VHE 1, demonstrou ser eficaz contra o VHE

4. Estão em curso outros estudos para determinar se protege contra o VHE3, que está generalizado nos países desenvolvidos [10].

A relação custo-eficácia desta vacina tem sido objeto de debate. Custa aproximadamente 17,60 a 41,70 dólares por dose, menos do que a vacina contra a hepatite A (preço: 23,21 dólares por dose). Por conseguinte, uma vez que a vacinação pode reduzir o custo da hospitalização e do tratamento, a implementação da vacina contra o VHE pode ser uma intervenção de saúde com uma boa relação custo-eficácia [80].

A OMS não recomendou a sua inclusão sistemática em programas de vacinação para a população em geral, mas sugere que poderia ser considerada em países endémicos como parte de um programa de prevenção para reduzir a frequência das epidemias e possivelmente reduzir a incidência da hepatite E em grupos de alto risco: mulheres grávidas e doentes com doença hepática crónica. Em regiões não endémicas, esta vacina é recomendada para viajantes que planeiam visitar uma área endémica [81].

A eficácia da vacina contra o VHE 239 foi testada em 12 coelhos isentos de agentes patogénicos, e os resultados deste estudo mostram que também é eficaz e que poderia possivelmente ser alargada a outros animais, como os suínos [82].

Os resultados positivos obtidos com o HEV239 incentivaram os investigadores a desenvolver vacinas que proporcionem uma proteção combinada contra vírus que partilham a mesma via de transmissão, como os norovírus. Esta vacina bivalente está ainda a ser estudada [83].

Referências

1. Hepatite E.html. [Citado em 30 de janeiro de 2024]. Disponível em: https://www.who.int/news-room/fact- sheets/detail/hepatitis-e

2. Família: Hepeviridae |ICTV. [Citado em 28 Abr 2024]. Disponível em : https://ictv.global/report/chapter/hepeviridae/hepeviridae

3. Luo et al - 2024 - Hepatite viral E: Manifestações clínicas, tratamento e prevenção. Investigação sobre o fígado 8 (2024) 11e21.

4. Khuroo - 2023 - A descoberta da hepatite E e o seu impacto na saúde mundial. Khuroo, M.S. Discovery of Hepatitis E and Its Impact on Global Health: A Journey of 44 Years about an Incredible HumanInterest Story. Viruses 2023, 15, 1745. https://doi.org/10.3390/v15081745

5. Perez-Gracia MT. Conhecimentos actuais sobre a hepatite E. Jornal de Hepatologia Clínica e Translacional. 15 de junho de 2015;3(2):117−26.

6. Nicole Pavio, Xiang-Jin Meng, Virginie Doceul, Zoonotic origin of hepatitis E, Current Opinion in Virology, Volume 10, 2015, Pages 34-41, https://doi.org/10.1016/j.coviro.2014.12.006. pdf.

7. Hakim MS, Wang W, Bramer WM, Geng J, Huang F, de Man RA, et al. O peso global dos surtos de hepatite E: uma revisão sistemática. Liver International. jan 2017;37(1):19−31.

8. Perez-Gracia MT. Hepatite E Aguda, Crónica e Fulminante: Dez Anos de Experiência (20042013). Jornal Internacional de Distúrbios e Terapia de Gastroenterologia [Internet]. 7 jul 2014 [citado 11 dez 2018];1(1). Disponível em: http://www.graphyonline.com/archives/IJGDT/2014/IJGDT- 102/

9. Pischke S, Hartl J, Pas SD, Lohse AW, Jacobs BC, Van der Eijk AA. Vírus da hepatite E: Infeção além do fígado? Journal of Hepatology. maio de 2017;66(5):1082−95.

10. Pérez-Gracia MT, Suay-Garcia B, García M, Mateos-Lindemann ML. Hepatite E: últimos desenvolvimentos no conhecimento. Future Microbiology. junho de 2016;11(6):789 − 808.

11. Aggarwal R. Diagnosis of hepatitis E. Nature Reviews Gastroenterology & Hepatology. jan 2013;10(1):24−33.

12. Melgaço JG, Gardinali NR, de Mello V da M, Leal M, Lewis-Ximenez LL, Pinto MA. Hepatite E: atualização sobre prevenção e controlo. Biomed Res Int. 2018;2018:5769201.

13. Moucari R, Asselah T. Hepatitis E: will there be soon a vaccine? La Revue de Médecine Interne. agosto de 2008;29(8):615-7.

14. OMS. Vacina contra a hepatite E: documento de posição da OMS, maio de 2015--Recomendações. Vaccine. 12 Jan 2016;34(3):304-5.

15. Ditah et al - 2014 - Epidemiologia atual da infeção pelo vírus da hepatite E nos Estados Unidos: baixa seroprevalência no Inquérito Nacional de Avaliação da Saúde e Nutrição. Hepatology, 2014, vol. 60, no. 3, pp. 815-822. .pdf.

16. Ankcorn, M.J. e Tedder, R.S. (2017), Hepatitis E: the current state of play. Transfusion Med, 27: 84-95. https://doi-org.sndl1.arn.dz/10.1111/tme.12405

17. Aggarwal R, Naik SR. Hepatitis E: intrafamilial transmission versus waterborne spread. J Hepatol. Nov 1994;21(5):718-23.

18. Doceul V, Bagdassarian E, Demange A, Pavio N. Zoonotic Hepatitis E Virus: Classification, Animal Reservoirs and Transmission Routes [Vírus da hepatite E zoonótica: classificação, reservatórios animais e rotas de transmissão]. Viruses [Internet]. Out 2016 [citado 16 Set 2020];8(10). Disponível em: https://www.ncbi.nlm.nih.gov/pmc/articles/PMC5086606/

19. Khuroo M, Khuroo M, Khuroo N. Transmission of Hepatitis E Virus in Developing Countries (Transmissão do vírus da hepatite E nos países em desenvolvimento). Viruses. 20 Sep 2016;8(9):253.

20. Chandra V, Taneja S, Kalia M, Jameel S. Molecular biology and pathogenesis of hepatitis E virus. Vírus da hepatite E. 2008;14.

21. Purcell RH, Emerson SU. Hepatitis E: An emerging awareness of an old disease. Journal of Hepatology. 1 de março de 2008;48(3):494-503.

22. Dalton HR, Bendall R, Ijaz S, Banks M. Hepatitis E: an emerging infection in developed countries (Hepatite E: uma infeção emergente nos países desenvolvidos). The Lancet infectious diseases. 2008;8(11):698-709.

23. Srivastava R, Aggarwal R, Bhagat MR, Chowdhury A, Naik S.

Alterações nas células assassinas naturais e nas células T assassinas naturais durante a hepatite viral aguda E: células NK e NKT na hepatite E. Journal of Viral Hepatitis. dezembro de 2008;15(12):910‑6.

24. Prabhu SB, Gupta P, Durgapal H, Rath S, Gupta SD, Acharya SK, et al. Estudo da resposta imunitária celular contra o vírus da hepatite E (HEV). Journal of viral hepatitis. 2011;18(8):587‑94.

25. Pérez-Gracia MT, Suay-Garcia B, Mateos-Lindemann ML. Hepatite E e gravidez: estado atual. Revisões em Virologia Médica. maio de 2017;27(3):e1929.

26. Bose PD, Das BC, Kumar A, Gondal R, Kumar D, Kar P. High viral load and deregulation of the progesterone recetor signaling pathway: association with hepatitis E-related poor pregnancy outcome. Journal of hepatology. 2011;54(6):1107‑13.

27. M B. Prevalência e gravidade da hepatite viral aguda e da hepatite fulminante durante a gravidez: um estudo prospetivo do norte da Índia. Indian Journal of Medical Microbiology. 7 de janeiro de 2003;21(3):184.

28. Kamar N, Garrouste C, Haagsma EB, Garrigue V, Pischke S, Chauvet C, et al. Factors Associated With Chronic Hepatitis in Patients With Hepatitis E Virus Infection Who Have Received Solid Organ Transplants. Gastroenterology. 1 de maio de 2011;140(5):1481‑9.

29. Lee GH, Tan BH, Chi-Yuan Teo E, Lim SG, Dan YY, Wee A, et al. Infeção crónica com o vírus da hepatite E dos camelídeos num recetor de transplante de fígado que consome regularmente carne e leite de camelo. Gastroenterology. fev 2016;150(2):355-357.e3.

30. Krawczynski K. Hepatitis E. Hepatologia. 1993;17(5):932‑41.

31. Peron JM, Danjoux M, Kamar N, Missoury R, Poirson H, Vinel JP, et al. Histologia hepática em doentes com hepatite E aguda esporádica: um estudo de 11 doentes do sudoeste de França. Virchows Archiv. 2007;450(4):405‑10.

32. Aggarwal R. Clinical presentation of hepatitis E (Apresentação clínica da hepatite E). Virus Research. outubro de 2011;161(1):15‑22.

33. Kamar N, Bendall RP, Peron JM, Cintas P, Prudhomme L, Mansuy JM, et al. Vírus da hepatite E e distúrbios neurológicos. Emerg Infect Dis. Feb 2011;17(2):173‑9.

34. Goel A, Aggarwal R. Avanços na hepatite E - II: Epidemiologia, manifestações clínicas, tratamento e prevenção. Revisão de Especialistas em Gastroenterologia e Hepatologia. setembro de 2016;10(9):1065-74.

35. Couturier É. Hepatite E: resumo da epidemiologia humana. Boletim Epidemiológico Especial Zoonoses. 2010;38:20-1.

36. Lhomme S. Vírus da hepatite E. Biologie médicale. :11.

37. Irshad M. Hepatitis E Virus: An Update on Its Molecular, Clinical and Epidemiological Characteristics (Vírus da Hepatite E: Atualização das suas características moleculares, clínicas e epidemiológicas). INT. 1999;42(4):252-62.

38. Jilani N, Das BC, Husain SA, Baweja UK, Chattopadhya D, Gupta RK, et al. Infeção pelo vírus da hepatite E e insuficiência hepática fulminante durante a gravidez. Journal of gastroenterology and hepatology. 2007;22(5):676-82.

39. PÉron JM, Mansuy JM, Poirson H, Bureau C, Dupuis E, Alric L, et al. A hepatite E é uma doença autóctone nos países industrializados. Gastroentérologie Clinique et Biologique. maio de 2006;30(5):757-62.

40. Kumar M, Sharma BC, Sarin SK. Hepatitis E virus as an etiology of acute exacerbation of previously unrecognized asymptomatic patients with hepatitis B virus-related chronic liver disease. Journal of gastroenterology and hepatology. 2008;23(6):883-7.

41. Kumar Acharya S, Kumar Sharma P, Singh R, Kumar Mohanty S, Madan K, Kumar Jha J, et al. A infeção pelo vírus da hepatite E (VHE) em doentes com cirrose está associada a descompensação rápida e morte. Journal of Hepatology. março de 2007;46(3):387-94.

42. Patra S, Kumar A, Trivedi SS, Puri M, Sarin SK. Maternal and fetal outcomes in pregnant women with acute hepatitis E virus infection (Resultados maternos e fetais em mulheres grávidas com infeção aguda pelo vírus da hepatite E). Annals of internal medicine. 2007;147(1):28-33.

43. Stoszek SK, Abdel-Hamid M, Saleh DA, Kafrawy SE, Narooz S, Hawash Y, et al. High prevalence of hepatitis E antibodies in pregnant Egyptian women. Trans R Soc Trop Med Hyg. 1 de fevereiro de 2006;100(2):95-101.

44. Kamar N, Selves J, Mansuy JM, Ouezzani L, Péron JM, Guitard J, et al. Hepatitis E Virus and Chronic Hepatitis in Organ-Transplant Recipients. New England Journal of Medicine. 21 de fevereiro de 2008;358(8):811‒7.

45. Tavitian S, Péron JM, Huynh A, Mansuy JM, Ysebaert L, Huguet F, et al. A excreção do vírus da hepatite E pode ser prolongada em pacientes com doenças malignas hematológicas. Journal of Clinical Virology. 2010;49(2):141‒4.

46. Dalton HR, Bendall RP, Keane FE, Tedder RS, Ijaz S. Persistent carriage of hepatitis E virus in patients with HIV infection. New England Journal of Medicine. 2009;361(10):1025‒7.

47. Grewal P, Kamili S, Motamed D. Hepatite E crónica num doente imunocompetente: relato de um caso. Hepatology. 2014;59(1):347‒8.

48. Tallon G. Hepatite E crónica num doente imunocompetente. Gastoenteologia e Hepatologia. 2011;34(8):398‒400.

49. van den Berg B, van der Eijk AA, Pas SD, Hunter JG, Madden RG, Tio-Gillen AP, et al. Síndrome de Guillain-Barré associada a infeção anterior pelo vírus da hepatite E. Neurology. Feb 11, 2014;82(6):491‒7.

50. Bhagat S, Wadhawan M, Sud R, Arora A. Hepatitis viruses causing pancreatitis and hepatitis: a case series and review of literature. Pancreas. maio de 2008;36(4):424‒7.

51. Colson P, Payraudeau E, Leonnet C, De Montigny S, Villeneuve L, Motte A, et al. Trombocitopenia grave associada à infeção aguda pelo vírus da hepatite E. J Clin Microbiol. Jul 2008;46(7):2450‒2.

52. Serratrice J, Disdier P, Colson P, Ene N, de Roux CS, Weiller PJ. Poliartrite aguda reveladora de hepatite E. Clin Rheumatol. Nov 2007;26(11):1973‒5.

53. Myara A, Imbert-Bismut F, Piton A, Schilliger O, Antoniotti G. [Papel da biologia no acompanhamento da hepatite viral]. Ann Biol Clin (Paris), outubro de 1998;56(5):527‒37.

54. Krawczynski K, Meng XJ, Rybczynska J. Pathogenetic elements of hepatitis E and animal models of HEV infection. Virus Research. 1 de outubro de 2011;161(1):78‒83.

55. Walsh SR. 180 - Vírus da Hepatite E. Vírus da Hepatite E. :15.

56. Abravanel F, Chapuy-Regaud S, Lhomme S, Miedougé M, Peron JM, Alric L, et al. Desempenho de ensaios anti-HEV para o diagnóstico de hepatite E aguda em pacientes imunocomprometidos. Journal of Clinical Virology. dez 2013;58(4):624 - 8.

57. Mansuy JM, Peron JM, Bureau C, Alric L, Vinel JP, Izopet J. Infeção autóctone imunologicamente silenciosa pelo vírus da hepatite E aguda em França. J Clin Microbiol. fevereiro de 2004;42(2):912-3.

58. Teshale EH. Hepatite E: Epidemiologia e prevenção. Jornal Mundial de Hepatologia. 2011;3(12):285.

59. Hyams C, Mabayoje DA, Copping R, Maranao D, Patel M, Labbett W, et al. A reatividade cruzada serológica ao CMV e ao EBV causa problemas no diagnóstico da infeção aguda pelo vírus da hepatite E. J Med Virol. março de 2014;86(3):478 - 83.

60. Shrestha AC, Flower RLP, Seed CR, Stramer SL, Faddy HM. A Comparative Study of Assay Performance of Commercial Hepatitis E Virus Enzyme-Linked Immunosorbent Assay Kits in Australian Blood Donor Samples. Jornal de Transfusão de Sangue. 2016;2016:1-6.

61. Nicand E, Grandadam M, Teyssou R, Rey JL, Buisson Y. Viragem e excreção fecal de HEV em portadores sem sintomas. Lancet. 6 de janeiro de 2001;357(9249):68-9.

62. Kamar N, Bendall R, Legrand-Abravanel F, Xia NS, Ijaz S, Izopet J, et al. Hepatitis E. Lancet. 30 de junho de 2012;379(9835):2477-88.

63. Zhang JZ, Im SWK, Lau SH, Chau TN, Lai ST, Ng SP, et al. Ocorrência do vírus da hepatite E IgM, anticorpos séricos IgG de baixa avidez e viremia em casos esporádicos de hepatite aguda não-A, -B e -C. J Med Virol. Jan 2002;66(1):40 - 8.

64. Debing Y, Moradpour D, Neyts J, Gouttenoire J. Atualização sobre a virologia da hepatite E: Implicações para a prática clínica. Journal of Hepatology. julho de 2016;65(1):200-12.

65. Renou C, Nicand E, Pariente A, Cadranel JF, Pavio N. Quando procurar

e como diagnosticar a hepatite E indígena? Gastroenterologia Clínica e Biológica. 1 de outubro de 2009;33(10, Suplemento):F27–35.

40. Bernuau JR, Durand F. Herbal medicines in acute viral hepatitis: a ticket for more trouble. Eur J Gastroenterol Hepatol. março de 2008;20(3):161 - 3.

41. Lee WM, Hynan LS, Rossaro L, Fontana RJ, Stravitz RT, Larson AM, et al. Intravenous N- acetylcysteine improves transplant-free survival in early stage non-acetaminophen acute liver failure. Gastroenterology. 2009;137(3):856-64.

42. Bernal W, Auzinger G, Dhawan A, Wendon J. Insuficiência hepática aguda. The Lancet. 2010;376(9736):190-201.

43. Donnelly MC, Scobie L, Crossan CL, Dalton H, Hayes PC, Simpson KJ. Artigo de revisão: hepatite E - uma revisão concisa da virologia, epidemiologia, apresentação clínica e terapia. Alimentary Pharmacology & Therapeutics. julho de 2017;46(2):126–41.

44. Kamar N, Rostaing L, Abravanel F, Garrouste C, Esposito L, Cardeau-Desangles I, et al. Pegylated interferon-a for treating chronic hepatitis E virus infection after liver transplantation. Clinical Infectious Diseases. 2010;50(5):e30 – 3.

45. Kamar N, Izopet J, Tripon S, Bismuth M, Hillaire S, Dumortier J, et al. Ribavirin for chronic hepatitis E virus infection in transplant recipients. N Engl J Med. 20 de março de 2014;370(12):1111 –20.

46. Thi VLD, Debing Y, Wu X, Rice CM, Neyts J, Moradpour D, et al. Sofosbuvir inibe a replicação do vírus da hepatite E in vitro e resulta num efeito aditivo quando combinado com ribavirina. Gastroenterology. 2016;150(1):82-5.

47. Garbuglia AR, Scognamiglio P, Petrosillo N, Mastroianni CM, Sordillo P, Gentile D, et al. Surto do genótipo 4 do vírus da hepatite E, Itália, 2011. Emerg Infect Dis. Jan 2013;19(1):110–4.

48. OMS | Epidemias de hepatite E transmitidas pela água: identificação,

investigação e controlo [Internet]. OMS. [citado 22 dez 2018]. Disponível em: http://www.who.int/hepatitis/publications/HepE- manual/en/

49. Nelson KE, Heaney CD, Labrique AB, Kmush BL, Krain LJ. Hepatite E: prevenção e tratamento. Opinião Atual em Doenças Infecciosas. outubro de 2016;29(5):478 – 85.

50. Arankalle VA, Chadha MS, Dama BM, Tsarev SA, Purcell RH, Banerjee K. Role of immune serum globulins in pregnant women during an epidemic of hepatitis E. J Viral Hepat. maio de 1998;5(3):199–204.

77. Shrestha MP, Scott RM, Joshi DM, Mammen MP, Thapa GB, Thapa N, et al. Segurança e eficácia de uma vacina recombinante contra a hepatite E. N Engl J Med. 1 de março de 2007;356(9):895 –903.

78. Ankcorn MJ, Tedder RS. Hepatite E: a situação atual: Hepatite E. Medicina Transfusional. abril de 2017;27(2):84–95.

79. Wu T, Zhu FC, Huang SJ, Zhang XF, Wang ZZ, Zhang J, et al. Segurança da vacina contra a hepatite E para mulheres grávidas: uma análise preliminar. Hepatology. 2012;55(6):2038 – 2038.

80. Zhu FC, Zhang J, Zhang XF, Zhou C, Wang ZZ, Huang SJ, et al. Eficácia e segurança de uma vacina recombinante contra a hepatite E em adultos saudáveis: um ensaio de fase 3, em grande escala, aleatório, em dupla ocultação e controlado por placebo. The Lancet. 2010;376(9744):895-902.

81. Harmanci H, Duclos P, Rodriguez Hernandez CA, Meek A, Balakrishnan MR, Kumar Arora N, et al. Abordagens da Organização Mundial de Saúde para avaliar a utilização potencial e a qualidade da vacina contra a hepatite E. In: Fórum aberto de doenças infecciosas. Oxford University Press; 2014.

82. Liu P, jie Du R, Wang L, Han J, Liu L, lin Zhang Y, et al. Gestão da transmissão zoonótica do vírus da hepatite E (HEV): proteção de coelhos contra o desafio do HEV após imunização com a vacina HEV 239. PLoS One. 2014;9(1):e87600.

83. Wang L, Cao D, Wei C, Meng XJ, Jiang X, Tan M. A dual vaccine candidate against norovirus and hepatitis E virus. Vaccine. 16 Jan 2014;32(4):445 – 52.

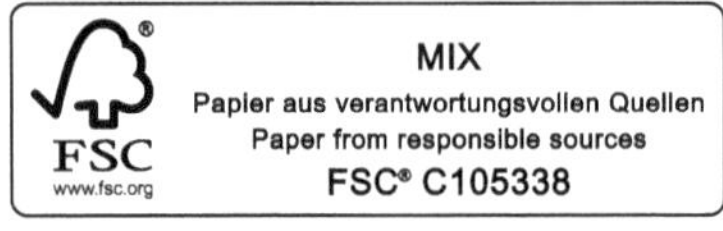

Printed by Books on Demand GmbH, Norderstedt / Germany